I0703641

RASTREO EXPRESS

¡APRENDE COMO HACER UN RASTREO COMPLETO EN 6 MINUTOS!

ISBN: 9798334252714

¡Que este material te sirva para ayudar a sanar todas
las personas que realmente desean ser sanadas!

Jesús Ramírez de Dios.

Instrucciones de uso

Esta herramienta va dirigido a todos mis colegas biomagnetistas para uso en la consulta diaria. Si bien contamos con un excelente libro "SANACIÓN CON IMANES" En dónde se puede consultar los pares ya agrupados para más de 300 enfermedades y todo lo actual del biomagnetismo.

Empero, como ustedes saben hay muchos pacientes que acuden sin saber qué enfermedad tienen, sólo manifiesta síntomas (dolor de cabeza, dolor de columna, retención de líquidos, hinchazón generalizada, hormigueo en piernas, etcétera).

Y es aquí donde el biomagnetista profesional se enfrenta a buscar el diagnóstico a través de las asociaciones de patógenos (virus, bacterias, hongos y parásitos) reservorios y emocionales, que está sustentando los pares Biomagnéticos en el paciente; para proceder a despolarizarlos con la inducción de las cargas magnéticas.

Pero también sabemos en la práctica que testear alrededor de 500 pares (que son los actuales autorizados por el Dr. Goiz y sus hijos), aquí por favor déjame hacer un alto, existe sobre todo ahora la creencia que entre más pares tenga en mi listado mejor será mi terapia, hagamos una reflexión juntos; en principio sabemos que el que descubre los pares biomagneticos Goiz Duran utilizó un listado de alrededor de 100 pares por muchos años comenzando la historia por el año de 1987 y con esos tuvo éxito en enfermedades antes incurables, SIDA, Diabetes tipo II, Lyme, enfermedades renales, enfermedades cardíacas, respiratorias, etc. Claro con el tiempo él mismo sumo otros pares biomagneticos que fue encontrando como es el caso para el Agalactic que lo descubrió en una gira por España, sin embargo, hasta su desaparición él solo sumo algunos que pudo VERIFICAR, que realmente servían dentro del tratamiento. Entonces, todos aquellos que afirman que ya tiene 800 o 1200 pares no es otra cosa que apreciaciones personales y añadiduras que hacen, sin autorización alguna ni verificación mas que la suya propia.

Como comprenderás con los pares que dejo Goiz Duran y algunos añadidos por sus hijos, es mas que suficiente para que destaques como un gran terapeuta alternativo ya que esos llevan probados más de 35 años y son los que hicieron famoso el Biomagnetismo.

Lo que realmente te debe ocupar es que sepas detectar los pares que EFECTIVAMENTE necesita tu paciente, ya que a un paciente nunca le ponemos 50 o 100 o 400 pares, solo los que necesita y que por media son alrededor de 8 pares, te recuerdo la carga excesiva magnética a muchos les causa dolor de la cabeza, y puede ser razón que ya no regresan a consultarte de nuevo.

Tu necesitas los pares resonantes completos para cada padecimiento que abordas ese es tu éxito haberlos encontrado todos en cada sesión. Claro si tu listado es de 500 pares pues pasar por ellos cada paciente es tremendo y agotador, entonces surgen métodos por bioenergetica para acordar el proceso y además ya organizados y segmentados de una manera que te facilitará tanto tu labor de hacer rastreos tediosos y pesados, pasarás hacer rastreos express en 6 minutos encontrando TODOS los pares desde reservorios, regulares, especiales, disfunciones y emocionales en cada paciente sin cansarte pero eso si sintiéndote satisfecho (a) de haber hecho tu labor bien y completa, el resto será la homeostasis en el paciente mismo.

En cada paciente es una ardua labor, sino pregúntenle a tu espalda después de haber visto a varios pacientes en un día. Por otro lado, sino encuentras TODOS los pares para ese paciente, la despolarización no es completa y los resultados son pobres o nulos.

Por lo cual, los resultados varían de terapeuta en terapeuta (no del biomagnetismo), es por ello que el terapeuta que si encuentra TODOS los pares asociados que necesite su paciente, es el que tendrá éxito en sus terapias. Esto lo sabemos los que ya llevamos décadas trabajando.

Con esta herramienta actualizada (ya se incluyeron los pares para COVID-19), bien utilizada puedes hacer bajar el tiempo de testeo o rastreo a 6 minutos por paciente y estar seguro de que encontraste TODOS, SI TODOS, los pares que corresponden al paciente. Además por su forma en que está organizada tu podrás agregar los pares nuevos que tengas, muy fácilmente dentro de las tablas y quedarán colocados donde deben.

Antes de entrar completamente a la descripción de su uso en detalle; <u>veremos la parte del anexo de este libro, que es de suma importancia, ya que se refiere a un descubrimiento a nivel mundial, que te permite saber el estado de salud actual de todos los que se vacunaron contra el covit-19.</u>

Sí, tu serás un experto (a) único en el mundo que puede determinar como le esta afectando a su cuerpo lo residuos de la Vacuna y en que zonas especificas esta potencialmente, dañando su salud, sabrás en que órgano, tejido, hormona esta siendo afectada por secuela de los viales introducidos a sus cuerpos y que en un futuro los podrán enfermar.

Por ahora, ni laboratorios ni hospitales cuentan con algo parecido, es decir algún estudio que muestre o mida el impacto de las vacunas; este sería el único método a nivel mundial que se acerca a determinar las áreas afectadas por los residuos que dejaron las vacunas en todos los vacunados por Covit-19 y cómo tratar esos residuos para eliminarlos.

El presente descubrimiento tiene como objetivo ayudar a las personas que se vacunaron contra COVIT-19.

EN ALGUNOS VACUNADOS se ha encontrado que responden a fenómenos extraños que ni ellos se dan cuenta, dentro de su cuerpo

VAMOS AL GRANO

He podido hacer una secuenciación en el organismo de las arias dentro de la cabeza y otras partes del cuerpo donde aún a 4 años de haberse vacunado, permanece una alteración como producto de las sustancias (residuos), que ingresaron al cuerpo por medio de las vacunas.

Con este método de medición y corrección tu podrás saber si hay alteración en primera instancia, después podrás ubicar en donde se encuentra y por último como tratarla.

Será un terapeuta a nivel mundial, con una información única te lo aseguro. Solo te pido me ayudes dando tu testimonio en Amazon de veracidad que los puntos que he encontrado son reales y tu los has verificado en tu consulta.

Ni te imaginas la enorme ayuda para miles de personas que ni tienen idea que poseen esos residuos en sus cuerpos debilitándolos y enfermándolos.

Te pongo unos ejemplos:

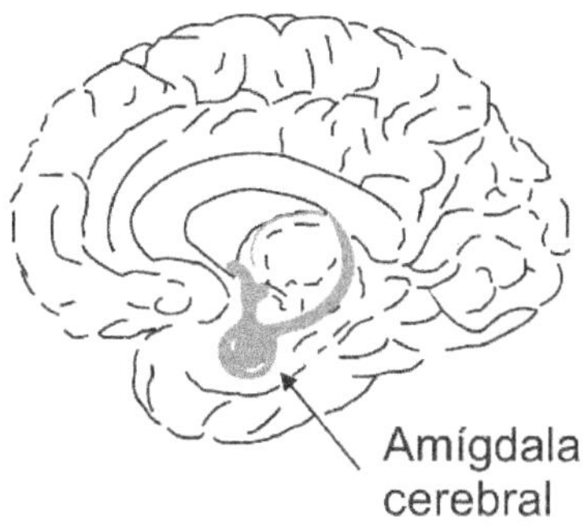

El otro punto donde hallé la resonancia y como punto de destino es la amígdala cerebral, un punto central para el manejo de las emociones. Los recuerdos de experiencias emocionales que han dejado huella en conexiones sinápticas de los núcleos laterales inducen conductas asociadas con la emoción de miedo a través de conexiones con el núcleo central de la amígdala. El núcleo central está involucrado en el comienzo de las respuestas de miedo, incluida la paralización, taquicardia, incremento de la respiración y liberación de hormonas del estrés.

Se traduce en que estarás emocionalmente alterada (o) ataques de pánico, pensamientos repetitivos constantes, nerviosismo, depresión, todo te parece mal o te altera. Esto no se calma con medicamentos, mientras tengas esos residuos de la vacuna allí.

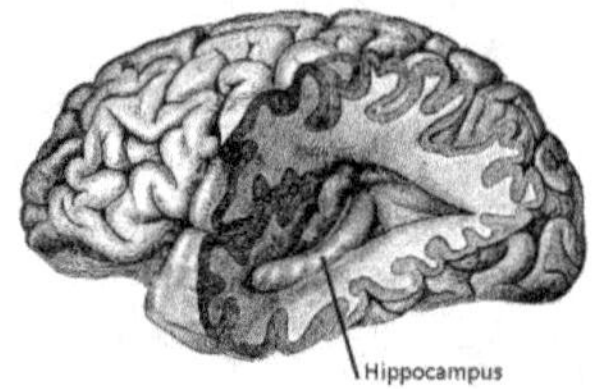

Siguiendo con la investigación, llegué a otra parte del cerebro donde se confirma la resonancia, y en esta ocasión fue el Hipocampo, recordando su función.

Principalmente funciones importantes en la memoria y el manejo del espacio. Los estudios sobre su función en humanos son escasos, pero se ha investigado ampliamente en roedores como parte del sistema cerebral responsable de la memoria espacial y la navegación. Muchas neuronas del hipocampo de ratas y ratones responden disparando potenciales de acción cuando el individuo atraviesa por una zona específica de su entorno, como «células de lugar» o células de posición.

Las «células del lugar» del hipocampo interactúan en gran medida con las «células de orientación» de la cabeza, que actúan a modo de compás inercial, y también con las «células grid» o células de red, en las cercanías de la corteza entorrinal.

En la enfermedad de Alzheimer, el hipocampo es una de las primeras regiones del cerebro en sufrir daño. Los problemas de memoria y desorientación aparecen entre los primeros síntomas.

<u>Lo que puedo concluir es que, al tomar control de la memoria, será fácilmente manipulada, anulando tus recuerdos y, por tanto, pudieran estar al borde de borrarlos, perdiendo tu personalidad y quién eres. También se vería afectada tu percepción dimensional, en donde ni siguiera sabrías a dónde vas o cual fue tu hogar para regresar a él. Como en las películas de zombis, donde las personas deambulan sin rumbo.</u>

En que se traduce, te sentirás mentalmente inestable, se te olvidaran las cosas cada vez mas difícilmente te concentras, perdida de equilibrio, caídas, flojera para estudiar, leer. Mentalmente confusa (o). Para esto no te ayudará ningún nutriente, si no hasta que elimines los residuos de las vacunas en esa área de tu cuerpo.

En el anexo de este libro, encontraras mas ejemplos de

este único descubrimiento; que además te aseguro que tu lo podrás confirmar en un 100% si llevas a cabo la terapia completa y que esta detallada paso a paso como hacer la terapia, es verificable, en cada sesión observaras tus avances con los pacientes.

En el anexo te explico en donde encontrar el método completo y la facilidad de su aplicación, inclusive si no sabes nada de biomagnetismo.

Ya que esta parte no es biomagnetismo, no se trabaja por pares. Si no por campos magnéticos propiamente dicho.

Volviendo al tema del rastreo express

REQUISITOS: que el terapeuta domine el Biomagnetismo y la Bioenergética; ya que tiene que estar seguro, que al preguntar al "Ser" del paciente, este él en sintonía e intérprete adecuadamente la respuesta. Entendiendo como bioenergética no como tratamiento a distancia con la mente, sino el rastreo donde tomas las piernas y preguntas por voz. Claro que para los mas avanzados lo podrán hacer sin tocar al paciente e incluso a distancia.

Esto es importante remarcar, ya que no es necesario que sepas tratar a distancia, tú solo harás el rastreo como siempre, la diferencia es que tendrás un mapa o ruta donde encontrarás todos los pares para el paciente, sin nombrarlos todos, solo en las áreas que el mismo paciente (subconsciente), te indico.

Pasemos a ver un ejemplo de su uso, donde te darás cuenta de la sencillo y preciso que puede ser.

Nombre del paciente: Isis.

Tomas contacto y codificas la respuesta, (SI y NO), Procedes a pregunta-testeo;
¿Isis existe algún par Biomagnético en:

Reservorio, cabeza, cara, cuello, nuca, hombros, brazos y manos, tronco superior, tronco inferior, sexo, cadera, espalda, emocionales?

Si el testeo-pregunta arrojo un SI y fue en:
-Reservorios,
-Tronco superior y
-Emocionales.

Procedes a ir a la página de los pares Reservorios y haces el rastreo exclusivamente de ellos.

Después irías a la página Tronco superior y

Después a la página de los Emocionales.

De esta manera utilizando ésta herramienta en unos cuantos minutos encontraste TODOS los pares en resonancia que la paciente necesito en ese momento. Sin necesidad de pasar por cientos de pares que no necesitaba.
Además dentro de los listados segmentados será todavía mas rápido el hallar los pares ya que están en orden alfabético y si al nombrar el primer par indica que no hay alteración y éste tiene varios cierres pues te saltas todos ellos;

Ejemplo:

COLON ASCENDENTE – COLON ASCENDENTE
COLON ASCENDENTE – COLON DESCENDENTE
COLON ASCENDENTE - HIGADO
COLON ASCENDENTE - HIGADO (ARN)
COLON ASCENDENTE – RIÑON DERECHO
COLON ASCENDENTE - RIÑON IZQUIERDO

Si en el primero no hay respuesta del hemicuerpo (movimiento de la pierna derecha). Procedes a saltarte todos los demás pares que inician con colon ascendente.

También esta herramienta al ser muy versátil, se puede utilizar como complemento, después de trabajar con los pares actualizados por enfermedad, que aparecen en mi libro – manual "SANACIÓN CON IMANES", y comprobar si están activos, puedes aplicar el testeo-pregunta e irte al fondo como todo un profesional del biomagnetismo, encontrando que otros pares estarían por allí, alterando la salud del paciente. De esta forma el éxito en tus terapias será mayor.

Esta metodología que yo le llamo "HERRAMIENTA PARA RASTREO PRECISO DE ALTA VELOCIDAD", forma parte del material que elabore para el curso avanzado que yo imparto. Pensando en ayudar a mis alumnos para que rápidamente sean productivos y exitosos en sus terapias. Y no le sea largo y difícil el aprender a utilizar correctamente el biomagnetismo, ya que ha demostrado a través del tiempo, ser una excelente alternativa de sanación.

Por lo cual, es para tu uso personal y te pido no lo compartas en ningún sitio de internet, ni envíes a nadie.

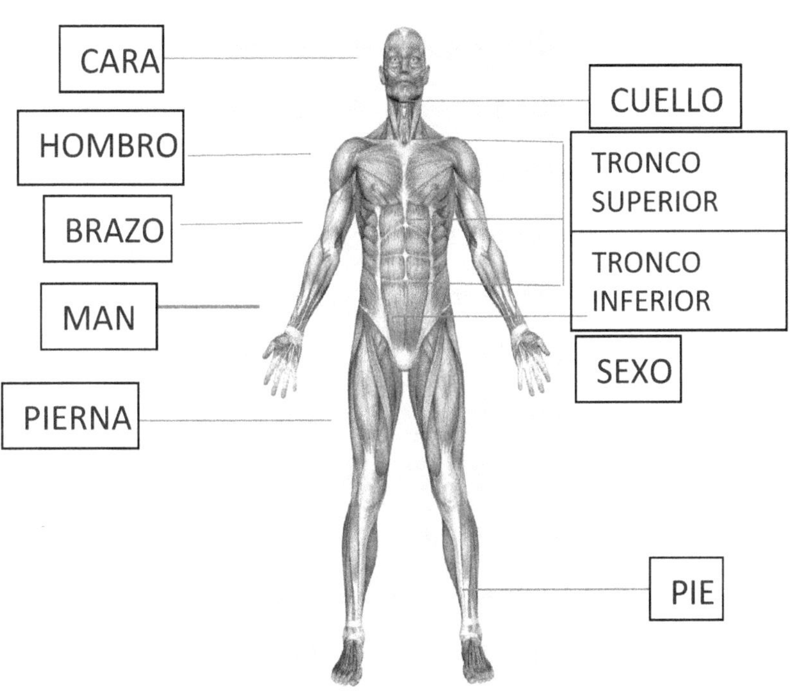

Abreviaturas:
 Bacteria (B),
Virus (V),
Hongo (H) y
Parásito (P).

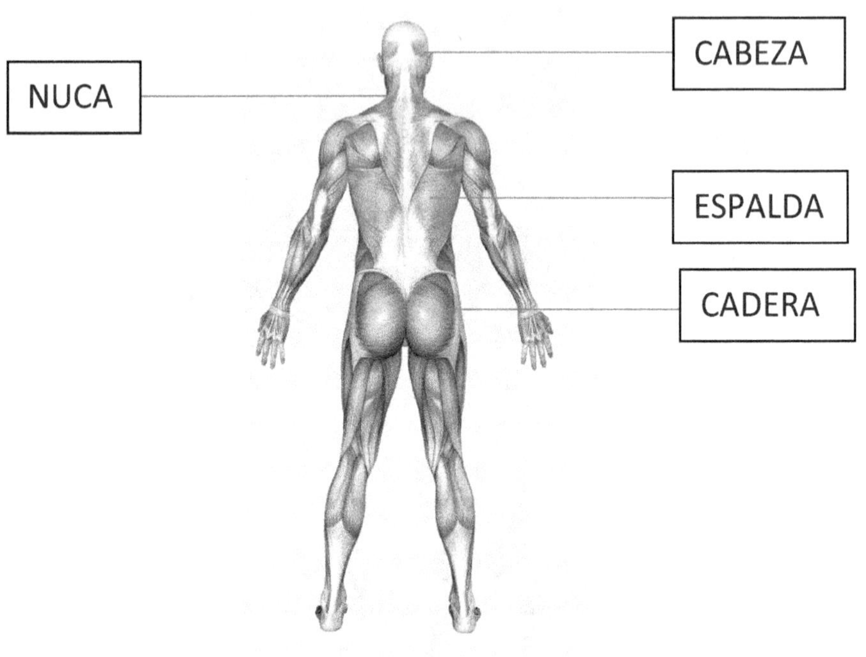
CABEZA
NUCA
ESPALDA
CADERA

INDICE

RESERVORIOS		
1	APÉNDICE - VEJIGA	FAGOS
2	BAZO - PULMON	BACTERIAS
3	BORDE CALLOSO - BORDE C. (UNILATERAL DER-IZQ)	RESERVORIO
4	BURSA - CODO (MISMO LADO)	BACTERIAS
5	CAPSULA RENAL – RIÑON	VIRUS
6	CINTURON PANCREATICO	BIOQUÍMICO
7	CUELLO DE FEMUR - CUELLO DE FEMUR	HONGOS
8	DELTOIDES - DELTOIDES	PARASITOS
9	DENTAL - RIÑON	UNIVERSAL
10	DORSO - DORSO	UNIVERSAL
11	ESÓFAGO - DUODENO	BACTERIAS
12	ESTÓMAGO - DUODENO	VIRUS
13	FEMUR - FEMUR	UNIVERSAL
14	GLUTEO IZQUIERDO - AQUILES IZQ.	UNIVERSAL
15	HIGADO - OCCIPITAL	UNIVERSAL
16	HUECO GARGANTA - GLUTEO IZQ.	UNIVERSAL

17	INDICE - INDICE	BACTERIAS
18	INGUINAL DER. - ESPINA ILIACA POSTERO SUPERIOR	UNIVERSAL
19	INTERILIACO - INTERILIACO	PARASITOS
20	INTERILIACO - SACRO / RIÑON	PARASITOS
21	MASTOIDES - BULBO	HONGOS
22	MEJILLA - MEJILLA	VIRUS
23	MUÑON – MUÑON	UNIVERSAL
24	NERVIO INGUINAL DER. - ESPINA ILIACA	UNIVERSAL
25	NERVIO VAGO - RIÑON	UNIVERSAL
26	NUTRICIA (VENA) - NUTRICIA	BACTERIAS
27	PERITONEO - APÉNDICE	BACTERIAS
28	PERITONEO - PERITONEO	UNIVERSAL
29	PERITONEO - PLEURA	BACTERIAS
30	PEZÓN DER.- GEMELO IZQ.	UNIVERSAL
31	PLANTA - PLANTA	BACTERIAS
32	RIÑON IZQ. - CAPSULA RENAL	VIRUS
33	SUBDIAFRAGMA - SUBDIAFRAGMA	BACTERIAS

34	SUELO PÉLVICO - SUELO PÉLVICO	UNIVERSAL
35	SUPRARRENAL - RIÑON	UNIVERSAL
36	TRIANGULO DE SCARPA - T.S.	BACTERIAS
37	URETRA - URETERO	HONGOS
38	URETRA - URETRA	VIRUS
39	VACUNA - SUPRAESPINOSO	BACTERIAS
40	VAGINA - VAGINA	VIRUS
41	VÁLVULA ILEOCECAL - PROMINENCIA OCCIPITAL	UNIVERSAL
42	VESICULA - VESICULA	VIRUS

<table>
<tr><th colspan="3" align="center">CABEZA</th></tr>
<tr><td>1</td><td>ANTE CUERNO - ANTE CUERNO</td><td>AEROBACTER AEROGENUS (B)</td></tr>
<tr><td>2</td><td>BULBO - CEREBELO</td><td>NEW CASTLE (V)</td></tr>
<tr><td>3</td><td>BULBO - PINEAL</td><td>GUILLAIN BARRE (V)</td></tr>
<tr><td>4</td><td>BULBO -TIROIDES</td><td>MENINGITIS (V)</td></tr>
<tr><td>5</td><td>BULBO-VEJIGA</td><td>DENGUE HEMORRAGICO (V)</td></tr>
<tr><td>6</td><td>BULBO RAQUIDEO - BULBO R.</td><td>DISFUNCION</td></tr>
<tr><td>7</td><td>CEREBELO - BULBO</td><td>NEW CASTLE (V)</td></tr>
<tr><td>8</td><td>CEREBELO - CEREBELO</td><td>CHAPINGO - ESPECIAL (REG. S.N.C.)</td></tr>
<tr><td>9</td><td>CUERPO CALLOSO - CUERPO C.</td><td>ADICCIONES</td></tr>
<tr><td>10</td><td>OCCIPITAL- OCCIPITAL</td><td>EPSTEIN BARR (V) (Esq. Cabeza)</td></tr>
<tr><td>11</td><td>OIDO - OIDO</td><td>TOXOPLASMOSIS (P)</td></tr>
<tr><td>12</td><td>OIDO - RIÑON CONTRALATERAL</td><td>ESPECIAL</td></tr>
<tr><td>13</td><td>OREJA - OREJA</td><td>LENY (ESPECIAL) INTOXICACIÓN</td></tr>
<tr><td>14</td><td>PARIETAL- BULBO</td><td>DISFUNCION (arriba de temporal)</td></tr>
<tr><td>15</td><td>PARIETAL- PARIETAL</td><td>ENCEFALITIS (V)</td></tr>
<tr><td>16</td><td>PARIETAL - RIÑON CONTRALATERAL</td><td>GOIZ (ESPECIAL)</td></tr>
</table>

17	PARIETAL - RIÑON MISMO LADO	CHAVE - ESPECIAL DEFICIT ATENCIÓN
18	PARIETAL IZQ 0 DER - COLON TRANS.	ENTAMOEBA HISTOLITICA (P)
19	PINEAL - BULBO RAQUIDEO	GUILLAIN BARRE 0 POLIRRADICULO (V)
20	PINEAL-CEREBELO	ESPECIAL MENA- ADRIANA (EN ANÁLISIS)
21	PINEAL - MAMA	SARITA - ESPECIAL
22	PINEAL- PÁNCREAS	ESPECIAL ALTERACIONES VARIAS
23	PINEAL-PINEAL	DISFUNCION GLANDULAR
24	PINEAL- DUODENO	HIPOCROMIA
25	PINEAL- TIROIDES	HIPOCROMIA
26	PINEAL- HÍGADO	HIPOCROMIA
27	PINEAL- CORAZÓN	HIPOCROMIA
28	PINEAL- SUPRARRENAL	HIPOCROMIA
29	POLIGONO DE WILLIS - P.W.	REO (V) (VISION)
30	POSTPINEAL- BULBO	QUITO ESPECIAL
31	POST PINEAL-VEJIGA	CRIPTOCOCO (H)
32	PREPINEAL-VEJIGA	CRIPTOCOCO (H)
33	QUIASMA - QUIASMA	LUCINA (ESPECIAL)

34	TEMPORAL - BULBO R.	CORONAVIRUS
35	TEMPORAL- TEMPORAL	TIFO EXANTEMATICO (V)
36	TEMPORAL DER - TEMPORAL DER	BONILLA (ESPECIAL)
37	TEMPORAL IZQ - TEMPORAL IZQ	POLIOMA (V)
38	TEMPOROCCIPITAL - T.O.	TUBERCULOSIS AVIAR (MICOPLASMA) (B)

CARA		
1	ÁNGULO - ÁNGULO	ESTREPTOCOCO FRAGILIS (B)
2	ARCO CIGOMATICO - ARCO C.	TENIA SOLIUM (P)
3	CANTO - CANTO (DEL OJO)	ASPERGILUS (H)
4	CEJA - CEJA	SINCICIAL RESPIRATORIO (V)
5	COMISURA - COMISURA	HERPES 4 ADN PATOGENO (V)
6	CRANEAL-CRANEAL	BACILO ANTRAX - (B)
7	HIPOFISIS - BULBO RAQUIDEO	DIABETES INSIPIDA
8	HIPOFISIS - CADERA DERECHA	EN ESTUDIO
9	HIPOFISIS - HIPOFISIS	DISFUNCION GLANDULAR
10	HIPOFISIS - OVARIO (APLICAR EN AMBOS)	CARMEN, ESPECIAL DISFUNCIO OVARICA
11	HIPOFISIS - SUPRARRENALES	DISFUNCION
12	HIPOFISIS - VEJIGA	DENGUE COMUN (V)
13	LACRIMAL - LACRIMAL	HAEMOPHILUS INFLUENZAE (B)
14	LENGUA-LENGUA	SARNA 0 ESCABIOSIS (P)
15	LENGUA IZQUIERDA -	VIRUELA (V) EXANTEMATICO

	APÉNDICE	
16	MACULA - CEREBELO	VICTOR - ESPECIAL
17	MACULA - MACULA	ESPECIAL
18	MALAR - MALAR	ENTEROVIRUS (V)
19	MALAR - RIÑON CONTRALATERAL	PALUDISMO, PLASMODIU, VIVAX (P)
20	MANDIBULA - MANDIBULA	NEISSERIA GONORREA (GONOCOCO) (B)
21	MAXILAR - MAXILAR	KLEBSIELA NEUMONIAE (B)
22	MENTON - MENTON	ESPECIAL
23	MORDIDA - AXILA	RUFO - RESERVORIO
24	NARIZ - NARIZ	TOXOIDES (B)
25	NERVIO OPTICO - NERVIO OPTICO	ESPECIAL
26	OJO - CEREBELO	SEGUNDO - ESPECIAL
27	OJO - ESCAPULA	ESPECIAL
28	OJO - OJO	CITOMEGALOVIRUS (V)
29	PALATINA - RIÑON	ARACELI - ESPECIAL
30	PARPADO - PARPADO	NEISSERIA CATARRILIS (B)
31	PISO ORBITAL - PISO ORBITAL	ORF VIRUS

32	POMULO - RIÑON CONTRALATERAL	PROTOZOARIO PALUDISMO (P)
33	POMULO-TIROIDES	RESERVORIO DE BACTERIAS
34	PRE AURICULAR - PRE AURICULAR	NEOCARDIA AMERICANA (B)
35	MANDIBULAR	ESTAFILOCOCO EPIDERMIS (B)
36	SENO (PARA) NASAL - S. PN.	SINUSITIS NASAL (V)
37	SENO FRONTAL - SENO FRONTAL	SINUSITIS FRONTAL (V)
38	SIEN-SIEN	ISAAC (ESPECIAL)

CUELLO

1	ANGINA - ANGINA	HERPES 2-VIRUS-ADN (P)
2	CAROTIDA - CAROTIDA	MARIMAR (ESPECIAL) HIPERTENSIÓN
3	CUELLO - C. (1A VERTEBRA DORSAL)	BLASTOCISTIS HOMINIS - (P)
4	ESTERNOCLEIDOMASTOIDEO - ECM	DISFUNCION S.N.S.
5	HUESO HIOIDES - HUESO HIOIDES	DISFUNCION
6	LARINGE - LARINGE	BACILO PERTUSIS (B)
7	MASTOIDES - MASTOIDES	FILARIA (P)
8	NERVIO VAGO - NERVIO VAGO	ESPECIAL
9	PARATIROIDES - PARATIROIDES	DISFUNCION GLANDULAR
10	PAROTIDA - PAROTIDA	(V) LOLITA (ESPECIAL) PAROTIDITIS 0 PAPERAS
11	RETROMASTOIDES - R.M.	DISFUNCION
12	TIROIDES - BULBO RAQUIDEO	MENINGITIS (V)
13	TIROIDES-TIROIDES	DISFUNCION

		GLANDULAR
14	TIROIDES DER 0 IZQ - T. DER 0 IZQ (unilateral)	DISFUNCION
15	TRAQUEA - TRAQUEA DER 0 IZQ	INFLUEZA (V)

NUCA		
1	ATLAS - ATLAS	JUANA-ESPECIAL-FRIGIDEZ
2	ATLAS - PILORO	MALARIA (P)
3	CERVICAL-DELTOIDES	BALANTIDIUM TIFO (0 TIFUS) (P)
4	CERVICAL 3A 0 4A - SUPRAESPINOSO DER/IZQ	BALANTIDIUM TIFO (P)
5	CERVICAL PRIMERA - PILORO	PLASMODIUM FALSIPORUM (P)
6	CERVICALES - SACRO	DISFUNCION PARASIMPATICO
7	CERVICO - DORSAL (ULT. CERV-1A DORSAL)	PASCIANO 0 TENNIS ELBOW (ESPECIAL)
8	NUCA - SACRO	DISFUNCION
9	PLEXO CERVICAL - PLEXO CERVICAL	ESTREPTOCOCO FECALIS (B)
10	CERVICAL PRIMERA - E.C.M.	GRIPE 135-(V)
11	CERVICAL PRIMERA - PILORO	DISFUNCION

HOMBRO

1	SUPRAESPINOSO - SUPRAESP.	(B) MYCOBACTERIUM TUBERCULOSO
2	SUPRAESPINOSO DERECHO - S. D.	LISTERIA (B)
3	MANGO - MANGO (ESTERNON SUP)	COXSACKIE (V) - COXIASQUIE
4	NUDO - NUDO	LOJA - ESPECIAL
5	SUBCLAVIA- SUBCLAVIA	DIFTERIA (B)
6	VACUNA - SUPRAESPINOSO	TUBERCULOSIS (B)

BRAZO

1	AXILA - AXILA	RABIA 1 - (V)
2	BRAQUIAL- BRAQUIAL	ESTREPTOCOCO ALFA - (B)
3	BURSA - BURSA	ACTINOMYCES (B) ANAEROBICA
4	BURSA - CODO	ESTREPTOCOCO BETA-HEMOLITICO GRUPO B (B)
5	CODO - CODO	LUCIO CASTAÑEDA - ESPECIAL
6	CUBITO - CUBITO	HERPE 3 - (V) ADN PATOGENO
7	DELTOIDES -	BALANTIDIUM TIFO

	CERVICAL	(P)
8	DELTOIDES - DELTOIDES (MEDIO)	TREPONEMA PALIDUM (B)
9	DELTOIDES - RIÑON (MISMO LADO)	LEISHMANIA (P)
10	HUMERO - HUMERO	ENTEROBACTER PNEUMONIA (B)
11	MUÑECA-MUÑECA	RICKETTSIA (B)
12	RADIO - RADIO	MICROSPORUM (H)
13	TENDON TRICEPS DER. - AQUILES DER.	ESPECIAL (ATRAS DEL CONEJO)

MANO		
1	INDICE - INDICE	RESERV. ESCHERICHIA COLLI (B)
2	PALMA - PALMA	PLASMODIUM VIVAX (P) PALUDISMO
3	PULGAR - PULGAR	GLAUCOMA

	TRONCO SUPERIOR	
1	AGUJERO - AGUJERO	GIARDIA LAMBIA (P)
2	BOTON AORTICO - PERICARDIO	ESPECIAL
3	CARDIAS - APÉNDICE	BARTONELA (B)
4	CARDIAS - ESOFAGO	ESPECIAL
5	CARDIAS - PILORO	ESTREPTOCOCO S (B)
6	CARDIAS - SUPRARRENALES	ESTREPTOCOCO BETA-HEMOLITICO GRUPO B (B)
7	CARDIAS - TEMPORAL DERECHO	WONG RESERVORIO PRIONES
8	CARDIAS - TESTICULO DERECHO	ESPECIAL
9	CARINA - CARINA	AFTOSA (V) 0 FIEBRE AFTOSA
10	CORAZON - COSTILLA MISMO LADO	ESPECIAL
11	CORONARIAS - PULMON IZQ.	ESTREPTOCOCO ALFA - (B)
12	COSTILLA 1A - COSTILLA 1A	TRICHOPHYTON - (H)
13	EPIGASTRIO - EPIGASTRIO	GIARDIA LAMBIA - (P)
14	ESOFAGO - ESOFAGO	FASCIOLOPSIS BUSKI (P)

15	ESOFAGO - PILORO	CLOSTRIDIUM PERFRINGENS (B)
16	ESOFAGO - VEJIGA IZQUIERDA	HISTOPLASMA CAPSULATUM (H)
17	ESTERNON - BAZO	ESPECIAL
18	ESTERNON - SUPRARRENALES	LUCIO (ESPECIAL)
19	HIATO - ESOFAGO	ENTEROBACTER PNEUMONIAE (B)
20	HIATO - TESTICULO DERECHO (VAGINA)	HELICOBACTER PYLORI (B)
21	HIATO ESOFAGICO - LENGUA	TRIQUINA (P)
22	HIATO ESOFAGICO - VEJIGA SUPERIOR IZQ.	DESCUBIERTA POR DR LUIS ALBERTO
23	MEDIASTINO SUPERIOR - MEDIASTINO INFERIOR	PROTEUS MIRABILIS (B)
24	PECTORAL - PECTORAL	TUBERCULOSIS AVIAR MICOPLASMA II (B)
25	PECTORAL DERECHO - TENDON CUADRICEPS DER.	CRISIS CURATIVA
26	PECTORAL IZQUIERDO - TENDON CUADRICEPS IZQ	CRISIS CURATIVA

27	PERICARDIO - PERICARDIO	ESTAFILOCOCO AUREUS COAGULASA (+) (B)
28	PLEURA - APÉNDICE	ESTAFILOCOCO AUREUS COAGULASA (+) (B)
29	PLEURA - PERITONEO	MOISES (RESERVORIO DE
30	PLEURA - PLEURA (MISMO LADO)	PSEUDOMONA AERUGINOSA (B)
31	PLEURA - PLEURA AMBOS LADOS INFRAAXILA	PLEURITIS (V)
32	PLEURA DERECHA - HIGADO	HEPATITIS B (V)
33	RAMA CORONARIA - PULMON	ESTREPTOCOCO ALFA (IZQ. ENCIMA DEL CORAZÓN) (B)
34	RETROAXILAR - RETROAXILAR	ESTREPTOCOCO C (B)
35	SENO AURICULOVENTRICULAR - RIÑON IZQ.	ANA ALICIA (ESPECIAL) RUBEOLA (V)
36	SUBCONDRAL- HOMBRO DER,	POR DEFINIR (V)
37	TIMO - BAZO	MARCO ANTONIO - ESPECIAL

38	TIMO - ESTOMAGO	ESCHERECHIA COLI TRANSGENICA (B)
39	TIMO - PARIETAL IZQ. O DER.	RUBEOLA (VIRUS) EXANTEMATICA
40	TIMO - PENE	MASCULINAANDRES - ESPECIAL IMPOTENCIA SEXUAL
41	TIMO - RECTO	VIH 1 (SIDA) (V)
42	TIMO - SUPRARRENAL	ALVARO ECHEVERRIA (ESPECIAL)
43	TIMO - TIMO	DISFUNCION GLANDULAR
44	TIMO - APÉNDICE	ANGELES (ESPECIAL)
45	TIMO-HIGADO	ESCHERECHIA COLI (B)

TRONCO INFERIOR

1	APÉNDICE - LENGUA IZQ.	VIRUELA - (V) EXANTEMATICO
2	APÉNDICE - PLEURA	ESTAFILOCOCO AUREUS COAGULASA(+) (B)
3	APÉNDICE - TESTICULO (DERECHO/VAGINA)	VACCINIA EXANTEMATICA- (V)
4	APÉNDICE - TIMO	ANGELES ESPECIAL
5	APÉNDICE - VENA FEMORAL	VACCINIA EXANTEMATICA- (V)
6	BAZO - BAZO- IMANES HORIZONTALES	YERSINIA PESTIS- (B)
7	BAZO - BAZO- IMANES VERTICALES	DISFUNCION GLANDULAR
8	BAZO - DUODENO	LEUCEMIA- (V)
9	BAZO - HIGADO	BRUCELOSIS, BRUSELLA 0 FIEBRE DE MALTA (B)
10	BAZO - HIGADO	HEPATITIS 1 (ARN)
11	BAZO - LIGAMENTO PANCREATICO	VIRUS DEL NILO

12	BAZO - PUNTA DE PÁNCREAS	VERRUGA COMUN- (V)
13	CIEGO - CIEGO	HAEMOPHILUS INFLUENZAE - (B)
14	CIEGO - RIÑON DERECHO	TRICOMONAS (P)
15	COLON ASCENDENTE - COLON ASCENDENTE	LISTERIA (B)
16	COLON ASCENDENTE - COLON DESCENDENTE	HERPE ZOSTER (V) ADN PATOGENOS
17	COLON ASCENDENTE - HIGADO	HEPATITIS E (ARN)
18	COLON ASCENDENTE - HIGADO (ARN)	KLEBSIELA PNEUMONIAE - (B)
19	COLON ASCENDENTE - RIÑON DERECHO	KLEBSIELA PNEUMONIAE - (B)
20	COLON ASCENDENTE - RIÑON IZQUIERDO	ESPECIAL
21	COLON ASCENDENTE - SACRO	BURCHORDELIA OPRACIA - (B)

22	COLON DESCENDENTE - ANO	VIRUS CHIKUNGUNYA - CHICONCUYA
23	COLON DESCENDENTE - COLA DE PÁNCREAS	ANISAKI (PARÁSITO)(virus)
24	COLON DESCENDENTE - COLON DESCENDENTE	ENTEROBACTER CLOACAE - (B)
25	COLON DESCENDENTE - CUADRICEPS MISMO LADO	SCHISTOSOMA (P)
26	COLON DESCENDENTE - HIGADO ARN	HEPATITIS A - (B) PASTEURELLA
27	COLON DESCENDENTE - LIGAMENTO PANCREATICO	FIEBRE AMARILLA (V)
28	COLON DESCENDENTE - RECTO	OLAZO - ESPECIAL
29	COLON DESCENDENTE - RIÑON IZQUIERDO	PASTEURELLA - (B)
30	COLON DESCENDENTE- HIGADO	HEPATITIS A (ARN)
31	COLON TRANSVERSO - COLON DESCENDENTE	GIARDIA LAMBIA - (P)

32	COLON TRANSVERSO - COLON TRANSVERSO	DISFUNCION DE COLON
33	COLON TRANSVERSO - HIGADO	HEPATITIS G (ARN)
34	COLON TRANSVERSO - HIGADO ARN	VIBRIO CHOLERAE - (B)
35	COLON TRANSVERSO - PARIETAL IZQ	ENTAMOEBA HISTOLITICA - (P)
36	COLON TRANSVERSO - VEJIGA	VIBRIO CHOLERAE - (B)
37	CONDRAL- CONDRAL	PNEUMOCYSTIS CARINII - (H)
38	CONDUCTO DE PÁNCREAS - RIÑON DERECHO	LEPRA 2 - (B)
39	CONDUCTO DE PÁNCREAS - RIÑON IZQUIERDO	ESPIROQUETA - (B)
40	CONDUCTO DE VESICULA - RIÑON DERECHO	ESPIROQUETA - (B)
41	CONTRACIEGO - CONTRACIEGO	BORDETELLA PERTUSIS - (B)

42	COSTAL ANTERIOR (PARRILLA) - C.A.	EBOLA- (V)
43	COSTAL- COSTAL	PROTEUS MIRABILIS - (B)
44	COSTO DIAFRAGMATICO - C. D.	TRYPANOSOMA CRUZI - (B)
45	COSTO HEPÁTICO - COSTO HEPÁTICO	BORRELIA - ESPIROQUETA (B)
46	COSTO HEPÁTICO - HIGADO	BORRELIA - BACTERIA ESPIROQUETA
47	COSTO HEPÁTICO - HIGADO	HEPATITIS K (ARN)
48	DIAFRAGMA - DIAFRAGMA	CANDIDA ALBICANS (H) Y RESERVORIO
49	DIAFRAGMA - RIÑON (MISMO LADO)	BRUCELLA ABORTUS (B)
50	DUODENO - BAZO	LEUCEMIA VERDADERA ES (V)
51	DUODENO - DUODENO	DISFUNCION DUODENAL
52	DUODENO - HIGADO	CHLAMYDIATRACHOMATIS (EN CHARCOS) (B)
53	DUODENO - HIGADO 0	HEPATITIS D (ARN)

54	DUODENO - RIÑON DERECHO	DIABETES MELLITUS
55	DUODENO - RIÑON IZQUIERDO	CHLAMYDIA TRACHOMATIS (EN CHARCOS) (B)
56	EPIPLON - EPIPLON DER Y/O IZQ.	(BACILO) RESERVORIO - ESTAFILOCOCO ALBUS (B)
57	ESTOMAGO - COLA DE PÁNCREAS	ESPECIAL
58	ESTOMAGO - COLON TRANSVERSO	CLAMIDIA INTESTINALIS O TUCANS AFRICANA. (B)
59	ESTOMAGO - E. (HORIZO O	DISFUNCION ESTOMACAL
60	ESTOMAGO - HIGADO	TUQUI - ESPECIAL
61	ESTOMAGO - PILORO	BACILO 0 CLOSTRIDIUM PERFRINGENS (B)
62	ESTOMAGO - PROSTATA	DISFUNCIÓN DEL ESTÓMAGO
63	ESTOMAGO - SACRO	CHLAMIDIA INTESTINALIS (B)
64	ESTOMAGO - SUPRARRENALES	SARAMPION EXANTEMATICA (V)
65	ESTOMAGO - TIMO	ESCHERECHIA COLI TRANSGENICA (B)
66	FLANCO - F. (ULTIMA COSTILLA) UNILATERAR	YERSINIA INTESTINALES (B)

67	HEPÁTICO PERI - PERIHEPA.	MORGANELLA TIFO (B)
68	HEPÁTICO RETRO - HEPÁTICO	TOXOCARA (P). ACAROS.
69	HEPÁTICO SUPRA - SUPRAHEPÁTICO	CLOSTRIDIUM MALIGNA (B)
70	HIGADO - BAZO	BRUCELOSIS, BRUCELLA (B)
71	HIGADO - COLA DE PÁNCREAS	CLOSTRIDIUM BOTULINUM - BOTOX - (B)
72	HIGADO - COLON DESC.	HEPATITIS A - (B) PASTEURELLA
73	HIGADO - COSTO HEPÁTICO	BORRELIA - (B)
74	HIGADO - HIGADO	HEPATITIS C (TOXINA) (V)
75	HIGADO - HIGADO HORIZONTAL	HEPATITIS C (V) (VHC)
76	HIGADO - PILORO	LISTERIA (B), OXIUROS (P)
77	HIGADO - RIÑON DERECHO	CIRROSIS HEPATICA (BORRELIA) (B)
78	HIGADO - RIÑON IZQUIERDO	ABSCESO HEPÁTICO POR AMEBA (P)
79	HIGADO (LOBULO POSTERIOR) - RIÑON IZQ.	PUEBLA - ESPECIAL. TOXOCARA (P). ACAROS

80	LIGAMENTO HEPÁTICO - RIÑON DERECHO	ADENO VIRUS
81	OMBLIGO - OMBLIGO	ESPECIAL
82	PÁNCREAS - BAZO	EQUINOCOCUS GRANULOSO (B)
83	PÁNCREAS CABEZA DE PÁNCREAS - HIGADO	BORRELIA - (B) ESPIROQUETA
84	PÁNCREAS CABEZA DE PÁNCREAS - PILORO	CLOSTRIDIUM DIFICCILE (B)
85	PÁNCREAS CABEZA DE PÁNCREAS - SUPRARRENALES	ESTAFILOCOCO AUREUS (DORADO) COAGULASA NEGATIVO (-) (B)
86	PÁNCREAS - CINTURON PANCREATICO	PANCREATITIS
87	PÁNCREAS COLA DE PÁNCREAS - COLON DESC.	ANISAKI (PARÁSITO)(virus)
88	PÁNCREAS COLA DE PÁNCREAS - DUODENO 0	ANISAKI (PARÁSITO)(virus)
89	PÁNCREAS COLA DE PÁNCREAS - HIGADO	CLOSTRIDIUM BOTULINUM - BOTOX - (B)

90	PÁNCREAS - COLA O CUERPO PÁNCREAS	PANCREATITIS 0 RAMSES - ESPECIAL
91	PÁNCREAS - ESTOMAGO	CHACO - ESPECIAL
92	PÁNCREAS LIGAMENTO PANCREATICO - BAZO	VIRUS DEL NILO
93	PÁNCREAS LIGAMENTO PANCREATICO - COLON DESC.	FIEBRE AMARILLA (V)
94	PÁNCREAS - PUNTA DE PÁNCREAS - BAZO	VERRUGA COMUN (V)
95	PÁNCREAS PUNTA DE PÁNCREAS - RECTO	CANDIDA (H)
96	PÁNCREAS PUNTA DE PÁNCREAS - RIÑON IZQ	TUMBACO - ESPECIAL
97	PÁNCREAS (ENVOLTURA) - PÁNCREAS	RABIA 2 - VIRUS RESERVORIO
98	PÁNCREAS CABEZA - PÁNCREAS COLA	ADENO VIRUS 36
99	PANCREAS COLA - HÍGADO	HEPATITIS H (ARN)
100	PÁNCREAS CUERPO - PÁNCREAS COLA	PANCREATITIS 0 RAMSES (ESPECIAL) IGNATIE

101	PANCREAS: PERIPANCREATICO -	RABIA 2 - VIRUS RESERVORIO
102	PILORO - ANO	LEVADURA (H)
103	PILORO - COLON TRANSVERSO	CHACHITA - ESPECIAL
104	PILORO - ESTOMAGO	CLOSTRIDIUM PERFRINGENS (B)
105	PILORO - GLUTEO IZQ. 0 DERECHO	BELLONELLA (B)
106	PILORO - HIGADO	HEPATITIS J (ARN)
107	PILORO - HIGADO	OXIURO (ENTEROBIUS VERMICULARIS) (P)
108	PILORO - LENGUA IZQ	TRIQUINA (P)
109	PILORO - PILORO	DISFUNCION DEL PILORO
110	PILORO - RIÑON IZQ	AMEBIASIS INTESTINAL (P)
111	PILORO - URETER (IZQ)	MICELIO INTESTINALES (H)
112	PORTA - PORTA	KLEBSIELA (B) (CENTRO DEL HIGADO HACIA PANCREAS)
113	PUDENDO - PUDENDO	PAROTIDITIS 0 PAPERAS (V)
114	SUPRAPUBICO - SUPRAPUBICO	HTLV1 (RETROVIRUS)
115	URETER - CALIZ RENAL	HERPE 5 (URETEROS) (V)
116	URETER - RIÑON MISMO LADO	MACHIN ESPECIAL (URETEROS)

117	URETER - URETER (URETERO)	VARICELA (VIRUS EXANTEMÁTICO)
118	VALVULA ILEOCECAL - RIÑON DER.	TRICHOMONAS - TRICOMONAS (P)
119	VEJIGA - BULBO	DENGUE HEMORRAGICO (V)
120	VEJIGA - COLON TRANSVERSO	VIBRIO CHOLERAE - (B)
121	VEJIGA - SACRO	HERPE 7 (V)
122	VEJIGA - VAGINA	QUERETARO - ESPECIAL
123	VEJIGA - VEJIGA	DISFUNCION DE VEJIGA ESTREPTOCOCO G (B)
124	VEJIGA - ANO	ENTEROCOCO (B)
125	VEJIGA - HIPOFISIS	DENGUE COMUN (VIRUS)
126	VESICULA - BAZO	AH1N7- (V)
127	VESICULA - RIÑON DERECHO	CATARRO COMUN (V)
128	VESICULA - VESICULA (EXT-INT)	DISFUNCIÓN

	ESPALDA	
1	CALIZ RENAL - CALIZ RENAL	HERPE 5 TODOS DE ADN Y PATOGENOS (V)
2	CALIZ RENAL - URETER (UNILATERAL)	HERPE 5 TODOS DE ADN Y PATOGENOS (V)
3	CAPSULA RENAL - CAPSULA RENAL	PROTEUS MIRABILIS - (B)
4	CAPSULA RENAL- VEJIGA	ESPECIAL
5	CAVA - CAVA	TRICHOPHYTON - (H)
6	CUADRADO LUMBAR - C. L.	TREPONEMA PALLIDUM - (B)
7	DORSAL 1 - CERVICAL 7	PASCIANO 0 TENNIS ELBOW (ESPECIAL)
8	DORSAL 2 - DORSAL 2	LEGIONELLA (B)
9	DORSAL 3 - DORSAL 7	AFTOSA (V) 0 FIEBRE AFTOSA II
10	DORSAL 6 - DORSAL 6	ESPECIAL
11	DORSO - LUMBAR	MENINGOCOCO (B)
12	ESCAPULA - ESCAPULA	MYCOBACTERIUM LEPRAE (B)
13	LATISIMUS -	YERSINIA

	LATISIMUS	NEUMONIAE (B)
14	LUMBAR - DORSAL	MENINGOCOCO (B)
15	LUMBAR 4A - LUMBAR 4A	NEISSERIA GONORREA (B)
16	LUMBAR 5A-LUMBAR 5A	ESTAFILOCOCO AUREUS COAGULASA (-) (B)
17	PARAVERTEBRAL - P.	GISELA - ESPECIAL
18	PERI-RENAL - PERI-RENAL	TUBERCULOSIS BOVINA (B)
19	PLEXO LUMBAR - PLEXO LUM.	ENTEROCOCO (B)
20	RIÑON - DELTOIDES	LESHMANIA (P)
21	RIÑON - PARIETAL CONTRA LATERAL	GOIZ (ESPECIAL)
22	RIÑON - POMULO CONTRALATERAL	PALUDISMO, PLASMODIU, VIVAX (P)
23	RIÑON - SACRO CONTRALATERAL	DISFUNCION INTESTINAL
24	RIÑON - TEMPORAL	ESPECIAL
25	RIÑON - URETER (MISMO LADO)	PRADA MACHIN (ESPECIAL)

26	RIÑON DER - CONDUCTO DE VESICULA	ESPIROQUETA (B)
27	RIÑON DERECHO - DUODENO	DIABETES MELLITUS
28	RIÑON DERECHO - HIGADO	CIRROSIS HEPATICA (B)
29	RIÑON DERECHO - VESICULA	CATARRO COMUN (V)
30	RIÑON IZQ - CONDUCTO DE PÁNCREAS	ESPIROQUETA (B)
31	RIÑON IZQ. - DUODENO	CHLAMYDIA TRACHOMATIS
32	RIÑON SUPERIOR - RIÑON INFERIOR	DISFUNCION
33	RIÑON-RIÑON	TETANOS CLOSTRIDIUM TETANI (B)
34	SUPRARRENAL - BULBO RAQ.	ADENOVIRUS 31
35	SUPRARRENAL - SUPRARRENAL	DISFUNCION SUPRARRENAL
36	SUPRARRENAL IZQ - PULMON IZQ.	PSEUDOMONA AERUGINOSA (B)
37	SUPRARRENAL IZQ - PULMON IZQ.	PSEUDOMONA AERUGINOSA (B)
38	SUPRARRENAL IZQ - RIÑON IZQ.	ESPECIAL

39	SUPRARRENALES - TODO EL FRENTE	ASMA ALERGICO
40	SUPRARRENAL- RECTO	LEPTOSPIRA (ACARO- (P)
41	SUPRARRENAL- TIMO	ALVARO ECHEVERRIA (ESPECIAL)
42	TUGULO CONTORNEADO - T. C. (DEL RIÑON)	DISFUNCION (POR DENTRO RIÑON)

CADERA		
1	ANEXO - ANEXO	PARAMOXIVIRUS (V)
2	ANEXO - ANO	PARAMOXIVIRUS (V)
3	ANO - ANO	PAPILOMA HUMANO (V)
4	ANO - PILORO	LEVADURA (H)
5	ANO - TESTICULO	ESPECIAL
6	CADERA - CADERA	CHLAMYDIA PNEUMONIAE - (B)
7	COXIS - COXIS (0 COCCIX)	ROTA (V)
8	CRESTA ILIACA - CRESTA ILIACA	TREPANOZOMA GAMBI (B)
9	ESCOTADURA CIATICA - ESCOT. CIA.	MORAXELLA CATARRHALIS (B)
10	GLUTEO (DER 0 IZQ.) - PILORO	BELLONELLA (B)
11	GLUTEO MAYOR - VENA FEMORAL (UNILATERAL)	BABESIA. Nuttallia (P)
12	GLUTEO MAYOR - GLUTEO MAYOR	PARASITOS INTESTINALES (P)
13	GLUTEO MEDIO - GLUTEO MEDIO	PARASITOS INTESTINALES GRANDES

14	GLUTEO MEDIO - GLUTEO M. (UNILATERAL)	TETANOS CLOSTRIDIUM TETANI (B)
15	GLUTEO MENOR - SACRO	HERPES 7- (V)
16	ILIACO - ILIACO	ELENA (ESPECIAL)
17	ISQUION - ISQUION	ONOCERCOSIS (P) STREPT. C
18	RAMA ISQUIATICA - PILORO	VIBRIO HEMOFILUS (B)
19	RAMA ISQUIATICA - RAMA ISQ.	ESTREPTOCOCO C (B)
20	RECTO - ANO	JUAN RAMON – ESPECIAL
21	RECTO - RECTO	PSEUDOMONA AERUGINOSA (B)
22	RECTO - SUPRARRENAL	LEPTOSPIRA (ACARO) (P)
23	RECTO - TIMO	VIH (1) SIDA (V)
24	SACO DE DOUGLAS - SACO DE D.	SARS (V)
25	SACO DE DOUGLAS - VENA FEMORAL	NORWALK (V)
26	SACRO - SACRO	PROTEUS MIRABILIS (B)
27	SACRO - VENA FEMORAL	EN INVESTIGACIÓN
28	SACRO (ARTIC) ILIAC - BORDE CUADRICEP	EN INVESTIGACIÓN

29	SIGMOIDES - RECTO	RSV 40 (V)
30	SIGMOIDES-TESTICULO	CAMPILOBACTER JEJUNIE - (B)
31	TROCANTER MAYOR - RIÑON MISMO LADO	BACILO PARATIFICO (B)
32	TROCANTER MAYOR - T.F.L.	BLASTOMICOSIS (H)
33	TROCANTER MAYOR - TROC. MAYOR	SALMONELLA TIFO (B)

SEXO		
1	CLITORIS - CLITORIS	ESPIROQUETA - (B)
2	CLITORIS - SACRO	ESPIROQUETA - (B)
3	CONDUCTO ESPERMATICO - COND. E.	TUBERCULOSIS HUMANA (B)
4	CUERPO CAVERNOSO - CUERPO C.	DISFUNCION
5	DEFERENTE (CONDUCTO) - LARINGE	VSH (V)
6	ESFINTER URETRAL - ESFINTER U.	RABIA 3 (V)
7	OVARIO - OVARIO	DISFUNCION OVARICA
8	OVARIO - UTERO	DURAN (ESPECIAL)
9	PROSTATA - PROSTATA	DISFUNCION
10	PROSTATA - RECTO	PAPILOMA HUMANO (V)
11	PUBICO - PUBICO	CHILE - RESERVORIO
12	TESTICULO - TESTICULO	YERSINIA PESTIS (B) O DISFUNCIÓN

13	TESTICULO DER (VAGINA) - HIATO	HELICOBACTER PYLORI (B)
14	TROMPA - OVARIO	ESPECIAL
15	TROMPA - TROMPA	PARVOVIRUS (V)
16	TROMPA DER 0 IZQ. - UTERO	PATY ESPECIAL
17	URETRA - URETRA	CORONAVIRUS
18	URETRA - CUADRADO LUMBAR	TREPONEMA - (B)
19	UTERO - OVARIO	DURAN (ESPECIAL)
20	UTERO - RECTO	ESPECIAL
21	UTERO - RIÑON	ESPECIAL
22	UTERO - UTERO	ROBERTA (ESPECIAL)
23	UTERO - VEJIGA	DISFUNCION
24	VAGINA - VAGINA	YERSINIA PESTIS (B), RESERV. (VIH) (V)
25	VAGINA O TESTICULO - GARGANTA	YERSINIA PESTIS (B)

PIERNA		
1	ADUCTOR - ADUCTOR	VIH 2-VIRUS
2	AQUILES - AQUILES (TENDON)	SHIGELLA (P)
3	CIATICO - CIATICO	POLIOMIELITIS ANTERIOR AGUDA - (V)
4	NERVIO FEMORAL - NERVIO FEMORAL	HERPE 6 VIRUS
5	NERVIO INGUINA L-HIGADO	ROSEOLA (EXANTEMATI CO) HERPES ADN (V)
6	NERVIO INGUINAL - NERVIO INGUINAL	HTLV-1 (V)
7	NERVIO INGUINAL DERECHO - ARTICULACIO NES	REUMATISMO ARTICULAR
8	PATA DE GANSO - PATA DE GANSO	CORONAVIRUS

9	PERONE - PERONE	PROTEUS MIRABILIS (B)
10	PERONE (CABEZA) – PERONE (C)	RESERVORIO TUBERCULOSIS - (B)
11	POPLITEO - POPLITEO	PNEUMONIAE (B) NEUMOCOCO - ESTREPTOCOCO
12	RETROTENSOR - PECTORAL	VERRUGUITA (V) (BORDE DELTFL)
13	RETROTENSOR - TENSOR DE LA FACIA LATA	VERRUGA PEQUEÑA (V) (BORDE DELTFL)
14	RODILLA LIGAMENTO LAT. EXT. - CUADRADO LUMBAR	ESTREPTOCOCO AGALACTIE - (B)
15	ROTULA LIGAMENTO INT. - MALEOLO	MICROSPORUM (H)
16	TENSOR FASCIA LATA - T.F.L. (LADO EXT MUSLO)	GARDNERELLA VAGINALIS (B)
17	TIBIA INFERIOR - TIBIA INFERIOR	ESPECIAL

18	TIBIA-TIBIA	MALASSEZIA FURFUR PYTIOSPORUM VERSICOLOR (HONGO)
19	TRIÁNGULO DE SCARPA - T.S.	LEPRA (B)
20	TROCANTER MENOR - TROCANTER MENOR	HTLV 1 (V)
21	VENA FEMORAL - VENA FEMORAL	VIRUS POR DEFINIR (EN EL CENTRO)

PIE

1	ARCO - ARCO	EBOLA (V)
2	CALCANEO - CALCANEO	RICKETTSIA (B)
3	DEDO GORDO - DEDO G. (PIE)	EN PIE (H)
4	EMPEINE - EMPEINE	TOMAS - ESPECIAL

IDENTIFICAR

1	ARTICULACION DOLOROSA - RIÑON	ESPECIAL
2	LUNAR - RIÑON DEL MISMO LADO	HANTA VIRUS
4	PROTESIS - RIÑON	TETANOS CLOSTRIDIUM TETANI (B)
5	TRAUMA FISICO - RIÑON MISMO LADO	ESPECIAL

	EMOCIONALES	
1	ADUCTOR MENOR - A.M.	FRUSTRACION
2	AMIGDALA CER - BULBO R.	MEMORIA
3	AMIGDALA CER - SUPRARRENAL/TIMO	ODIO
4	ARCO DEL PIE - ARCO EL PIE	PROBLEMAS MENTALES
5	ATLAS - ÚTERO / PROSTATA	CELOS
6	AXILA - AXILA	CRISIS DE PÁNICO
7	AXILA - PANCREAS (PERI)	ENFADO, IRRITACIÓN
8	BAZO - HIPOTALAMO	PEREZA
9	BRONQUIO - CEREBELO	MIEDO A QUEDARSE LOCO
10	BULBO RAQUIDEO - CORAZÓN	CRUELDAD
11	BURSA - BURSA	APEGO, ANCLAJE
12	CAVA - CAVA	ANSIEDAD
13	CAVA - TIMO	SUFRIMIENTO FETAL
14	CEJA - CEJA	HISTERIA

15	CEREBELO - COLA DE CABALLO	CONCENTRACION
16	CÉRVICO - CÉRVICO	INSOMNIO
17	CISURA SILVIO - CISURA DE SILVIO	INSPIRACION
18	CISURA MEDIA - CISURA MEDIA	ORGULLO
19	COLON TRANSVERSO - OVARIO	MATERIALISMO
20	COLON TRANSVERSO - SUPRAPÚBICO	AUTISMO
21	CORAZÓN - AFIN	VALOR
22	CORAZON - CORAZÓN	PESIMISMO, NEGATIVIDAD
23	CORAZÓN - ESCÁPULA	MITOMANIA
24	CORAZON - PANCREAS	ENVIDIA
25	CORAZÓN - RIÑON	AMNESIA
26	CORAZON - VEJIGA	RESENTIMIENTO
27	CORONA - HIPOFISIS	DEPRESION
28	CORTEX PREFRONTAL IZQ. - C.P. IZQ.	MENTE POSITIVA
29	CUADRICEPS -	TRANSTORN

	CUADRICEPS	O DE LENGUAJE
30	CUERPO CALLOSO - CUERPO C.	ADICCIONES
31	DORSO DE LA MANO - DORSO M.	DUDA
32	ESTERNOCLEIDO MASTOIDEO - RIÑON	ESTRÉS
33	ESTOMAGO - CORAZÓN / PROSTATA	GULA
34	ESTOMAGO - PROSTATA	GULA. PESAR, PREOCUPACION
35	FRONTAL DER. - FRONTAL DER.	BIENESTAR
36	FRONTAL IZQ. - FRONTAL IZQ.	SERENIDAD
37	FRONTO PARIETAL - TEMPORAL	HIPERACTIVIDAD
38	HEPÁTICO (PERI) - HEPATICO (PERI)	ANOREXIA
39	HIGADO - CORAZÓN	IRA
40	HIGADO - PÁNCREAS	CANSANCIO
41	HÍGADO (COSTO) - H. C.	PSICOSIS
42	HIPOFISIS - CORAZÓN	ABANDONO
43	HIPOFISIS - MASTOIDES	ABRIR PERCEPCIÓN / TELEPATÍA / MAREOS

44	HIPOFISIS - SUPRACILIAR	ANGUSTIA.
45	HIPOFISIS - TIROIDES	VENGANZA
46	HIPOTALAMO - VESICULA	ANSIEDAD
47	INTERCILIAR - BULBO	CARÁCTER. PROB. LENGUAJE
48	LENGUA IZQUIERDA - CORAZON	EGOISMO
49	LENGUA IZQUIERDA - HIGADO	PESIMISMO
50	LOBULO PREFRONTAL - CIATICO	ALTRUISMO
51	MASTOIDES - CLAVÍCULA	DEMENCIA SENIL
52	MASTOIDES - HIPOFISIS	ALTIVEZ, EGO, DEPRESIÓN
53	MASTOIDES - RIÑON	FOCOS DE HAMER
54	MASTOIDES DERECHO - CORAZÓN	AGRESIVIDAD.
55	MAXILAR SUP. DER. - PÁNCREAS (COLA)	DEPRESION
56	MEDIASTINO - CEREBELO	ANSIEDAD
57	MUÑECA - TIBIA INFERIOR	DESBLOQUEO ENERGÉTICO
58	OCCIPITAL - OCCIPITAL	ANSIEDAD / ESQUIZOFRENIA
59	OCCIPITAL - PAROTIDA IZQ.	CLAUSTROFOBIA

60	OCCIPITAL - TESTICULOS / VAGINA	MALIGNIDAD AUZLICH -
61	OCCIPITAL - TIMO	ANGUSTIA.
62	OIDO DERECHO - OVARIO/TESTICULO DERECHO	HECHICERIA
63	OMBLIGO - TESTICULO	COMPLEJO EDIPO
64	OMBLIGO - ÚTERO	COMPLEJO ELECTRA
65	PALMA - PALMA	EQUILIBRADOR
66	PALMA - PLANTA	HECHICERIA
67	PÁNCREAS - ÚTERO	HIJO DE SEXO NO DESEADO
68	PÁNCREAS (CUERPO) - PÁNCREAS	DEFICIT DE ATENCIÓN
69	PARATIROIDES - OJO IZQ.	INTELIGENCIA
70	PARIETAL INF. DER. - FRONTAL IZQ,	APATÍA
71	PILORO - ESTOMAGO	AUTOESTIMA
72	PINEAL - CORAZÓN	VIOLACIÓN
73	PINEAL - HIPOTÁLAMO	DEPRESIÓN
74	PINEAL - PANCREAS	LUJURIA
75	PINEAL - PROSTATA / ÚTERO	LUJURIA
76	PINEAL - TIROIDES	ALCOHOLISMO
77	PISO ORBITAL - CEREBELO	DEPRESION
78	POLO - POLO	FELICIDAD

79	POST PINEAL - POST PINEAL	INTEGRIDAD / HOSTILIDAD
80	PULMON - BULBO R.	TRISTEZA
81	PULMON - CORAZON	TRISTEZA
82	PULMON - PULMON	CULPA
83	RAMA MANDIBULA - COLA PÁNCREAS	BIPOLAR
84	RIÑON IZQ. - OJO IZQ,	MIEDO (ARAÑAS, OBSCURIDAD, RELAMPAGOS)
85	RIÑON IZQ. RIÑON IZQ.	PROBLEMAS NEUROLOGICOS
86	RIÑON IZQ.- TIROIDES	MIEDO ACCIDENTES
87	ROTULA - ROTULA	MIEDO GRAL
88	SIEN - CORAZÓN	TRISTEZA, INDUCE AL TRANCE
89	SUPRACILIAR - BULBO RAQUIDEO	INTEGRIDAD ANATÓMICA
90	SUPRARENALES - HÍGADO	SOBERBIA
91	SUPRASENSORIAL - HIPOFISIS	EMOCIONAL
92	TALAMO - TALAMO	HIPERACTIVIDAD
93	TALLO - CEREBELO	INSEGURIDAD
94	TALON - TALON	HECHICERIA
95	TEMPORAL - TEMPORAL	HIPERACTIVIDAD O CONFUSIÓN

96	TEMPORAL IZQ. - CISURA DE ROLANDO	LOGORREA
97	TEMPORAL IZQ. - TEMPORAL IZQ.	ANSIEDAD POR COMER
98	TIMO - HIPOFISIS	AVARICIA
99	TIMO - OVARIO	IMPACIENCIA
100	TRAQUEA - CORAZÓN	INTOLERANCIA

NUEVO METODO TERAPEUTICO
ANEXO

El presente descubrimiento tiene como objetivo ayudar a las personas que se vacunaron contra COVIT-19.

Como un adelanto para informarte sobre el mas reciente descubrimiento que te puede capacitar para medir las respuestas de tu organismo a las vacunas covit-19.

EN ALGUNOS VACUNADOS se ha encontrado que responden a fenómenos extraños que ni ellos se dan cuenta, dentro de su cuerpo

VAMOS AL GRANO

He podido hacer una secuenciación en el organismo de arias dentro de la cabeza y otras partes del cuerpo donde aún a 4 años de haberse vacunado, permanece una alteración como producto de las sustancias (residuos), que ingresaron al cuerpo por medio de las vacunas.

Con este método de medición y corrección tu podrás saber si hay alteración en primera instancia, después podrás ubicar en donde se encuentra y por último como tratarla.

Te pongo unos ejemplos:

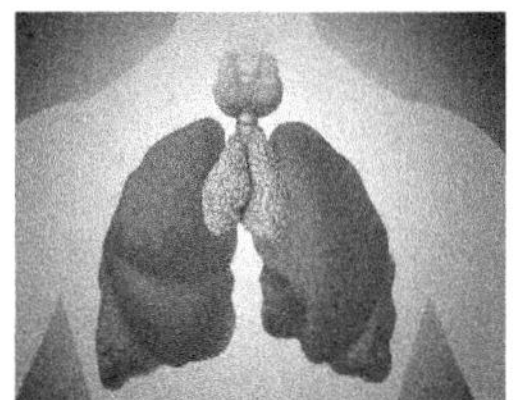

El primer patrón señalaba al sistema inmune como el punto de ataque constante, y la identificación se centró en el timo. Seguro deberás pensar que estoy descubriendo el hilo negro, sabemos que toda vacuna o sustancia extraña ingresada al cuerpo, al primero que pone a trabajar es al sistema inmune. Bueno, aquí se trata de otro fenómeno diferente, ya que esta alteración seguía presente hasta 3 año después de haberse vacunado.

Es aquí donde todo ya cambia y tú lo sabes eso ya no es normal. Pareciera como si estuviera atormentando constantemente el sistema de defensa para mermarlo.

En que se traduce, que tendrás toda clase de infecciones bacterianas, virus, hongos, etc. acechándote y te estarás enfermando constantemente del estomago, vías respiratorias, dolencias, etc. Mientras no elimines eso residuos de las vacuna en ti.

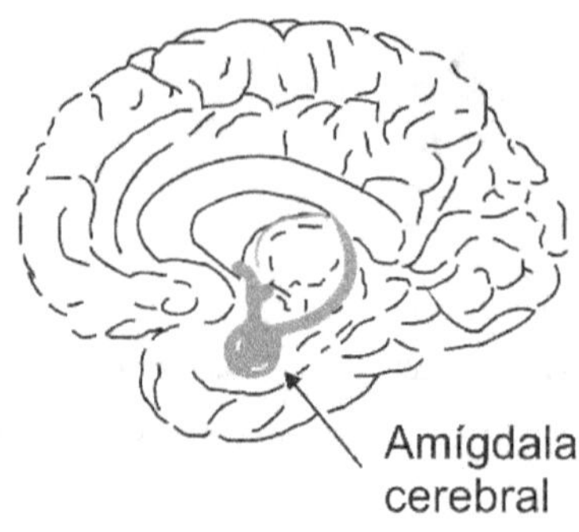

El otro punto donde hallé la resonancia y como punto de destino es la amígdala cerebral, un punto central para el manejo de las emociones. Los recuerdos de experiencias emocionales que han dejado huella en conexiones sinápticas de los núcleos laterales inducen conductas asociadas con la emoción de miedo a través de conexiones con el núcleo central de la amígdala. El núcleo central está involucrado en el comienzo de las respuestas de miedo, incluida la paralización, taquicardia, incremento de la respiración y liberación de hormonas del estrés.

Se traduce en que estarás emocionalmente alterada (o) ataques de pánico, pensamientos repetitivos constantes, nerviosismo, depresión, todo te parece mal o te altera. Esto no se calma con medicamentos, mientras tengas esos residuos de la vacuna allí.

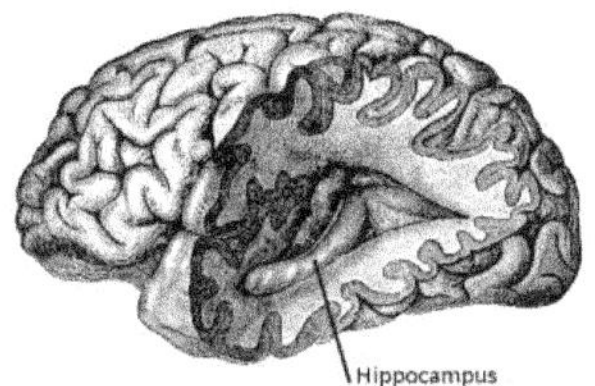

Siguiendo con la investigación, llegué a otra parte del cerebro donde se confirma la resonancia, y en esta ocasión fue el Hipocampo, recordando su función.

principalmente funciones importantes en la memoria y el manejo del espacio. Los estudios sobre su función en humanos son escasos, pero se ha investigado ampliamente en roedores como parte del sistema

cerebral responsable de la memoria espacial y la navegación. Muchas neuronas del hipocampo de ratas y ratones responden disparando potenciales de acción cuando el individuo atraviesa por una zona específica de su entorno, como «células de lugar» o células de posición. Las «células del lugar» del hipocampo interactúan en gran medida con las «células de orientación» de la cabeza, que actúan a modo de compás inercial, y también con las «células grid» o células de red, en las cercanías de la corteza entorrinal.

En la enfermedad de Alzheimer, el hipocampo es una de las primeras regiones del cerebro en sufrir daño. Los problemas de memoria y desorientación aparecen entre los primeros síntomas. Lo que puedo concluir es que al tomar control de la memoria, será fácilmente manipulada, anulando tus recuerdos y, por tanto, pudieran estar al borde de borrarlos, perdiendo tu personalidad y quién eres. También se vería afectada tu percepción dimensional, en donde ni siguiera sabrías a dónde vas o cual fue tu hogar para regresar a él. Como en las películas de zombis, donde las personas deambulan sin rumbo.

En que se traduce, te sentirás mentalmente inestable, se te olvidaran las cosas cada vez mas difícilmente te concentras, perdida de equilibrio, caídas flojera para estudiar, leer. Mentalmente confusa (o). Esto no te ayudará ningún nutriente hasta que elimines los residuos de las vacunas en esa área de tu cuerpo.

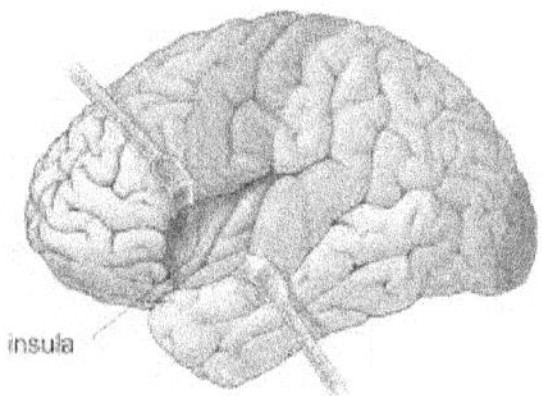

El otro punto encontrado se relacionó con la ínsula.

La cognición humana puede estar asociada con múltiples regiones que actúan de manera integradas. El lóbulo de la Ínsula sirve como un centro o nodo en una red que integra información a través de ella. Se ha estudiado la Ínsula como subregión, por su papel en la toma de decisiones, el procesamiento emocional y la atención.

Papel en las emociones y sentimientos (relación con el sistema
límbico)

La corteza insular, especialmente su porción

más anterior, está relacionada con el sistema límbico. La ínsula se está convirtiendo en el foco de atención por su función en la experiencia subjetiva emocional y su representación en el cuerpo.

Funcionalmente hablando, se piensa que la ínsula procesa la información convergente de los globos oculares, generando una respuesta genital en el hemisferio izquierdo, para producir un contexto emocionalmente relevante para la experiencia sensorial. Experimentalmente se ha demostrado que la ínsula juega un importante papel en la experiencia del dolor y la experiencia de un gran número de emociones básicas, incluyendo el odio, el amor, el miedo, el disgusto, la felicidad y la tristeza. Más específicamente, la ínsula anterior está más relacionada al olfato, el gusto, el sistema nervioso autónomo y la función límbica, mientras la ínsula posterior está más relacionada con funciones somáticas motoras.

Estudios recientes llevados por Nasyr Naqvy en la Universidad de Iowa han demostrado que los fumadores de tabaco tras sufrir un daño en la corteza insular, por ejemplo, por un golpe, ven desaparecida su adicción al tabaco. Esto sugiere un importante papel de la ínsula en los mecanismos neurobiológicos de la adicción a la nicotina y otras drogas, lo que convierte esta área en objetivo para el desarrollo de investigación de nuevos fármacos anti adictivos o incluso de los posibles beneficios de la estimulación magnética transcraneal.

Como verás, la ínsula es un lugar de suma importancia para el manejo de las adicciones y de un racimo de emociones. Solo imagina si alguien tuviera el poder de controlar las adicciones que tengas o incluso desarrollarlas en ti, a voluntad. Es escalofriante, ¿verdad?

Pues estas sutiles alteraciones no las podrás dominar con medicamento alguno ya que si están presentes las sustancias o residuos de las vacunas en esa área de tu cabeza no te dejara vivir en paz, hasta que las puedas retirar.

Existen más áreas todavía donde he encontrado los efectos de los residuos que te dejaron las vacunas covit-19 principalmente y algunas otras vacunas para la influenza o gripe también.

Nadie ha logrado medir y saber que posible daño han dejado esas vacunas para algunos vacunados; con este método que llamo "Método RAM "puedes tu medir directamente con unos simples campos magneticos (imanes) de mediana intensidad y lograr saber en donde esta la alteración y por supuesto tratarla hasta que desaparezca, sin daños secundarios, ni medicamentos y de una forma económica.

Nadie a nivel mundial sabe ésto, todos hablan que la vacunación dejo muchos malestares, enfermedades o muertes pero no se atreven a decir en donde y como esta afectando a las personas vacunadas; simplemente por que no lo saben.

100% seguro que podrás encontrar esas alteraciones en algunos vacunados, tengan o no malestares actualmente.

Todo el método y descripción de como hacerlo esta en un solo libro de mi autoría y el cual tiene un precio ridículo para todo el bien que puedes

hacer a tu familiares, amigos, pacientes, vecinos y a
ti mismo.

Lo puedes adquirir en AMAZON: con esta clave:
B0CMHK8MZS

O con el titulo de:

¿Vacunas?

¡Vive Libre de las Secuelas!

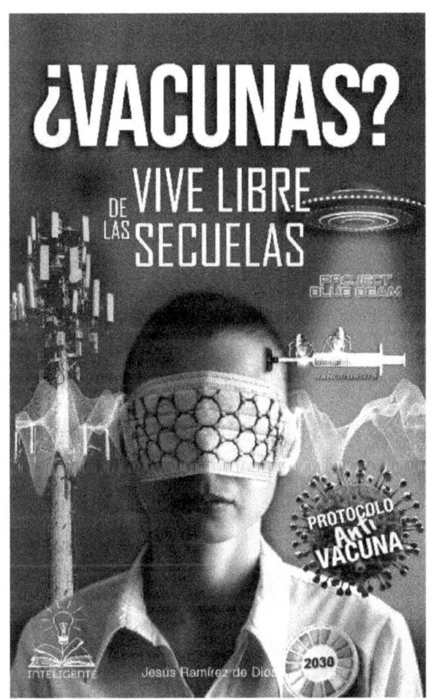

Disponible en AMAZON

versión tapa blanda o digital:

En español, ingles y portugués.